BEI GRIN MACHT SICH IHR WISSEN BEZAHLT

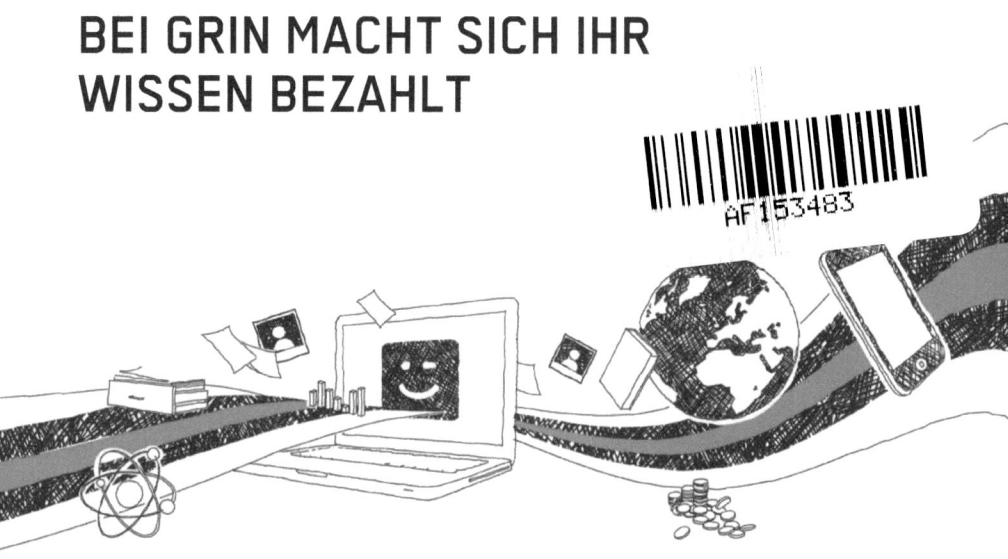

- Wir veröffentlichen Ihre Hausarbeit,
  Bachelor- und Masterarbeit

- Ihr eigenes eBook und Buch -
  weltweit in allen wichtigen Shops

- Verdienen Sie an jedem Verkauf

Jetzt bei www.GRIN.com hochladen und kostenlos publizieren

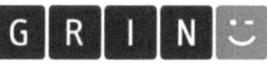

Sokratische Gesprächsführung in der Arzt-Patienten-Beziehung. Arzt-Patienten-Kommunikation mit Jugendlichen

GRIN

Bibliografische Information der Deutschen Nationalbibliothek:

Die Deutsche Nationalbibliothek verzeichnet diese Publikation in der Deutschen Nationalbibliografie; detaillierte bibliografische Daten sind im Internet über http://dnb.d-nb.de abrufbar.

ISBN: 9783346885357
Dieses Buch ist auch als E-Book erhältlich.

© GRIN Publishing GmbH
Trappentreustraße 1
80339 München

Druck und Bindung: Books on Demand GmbH, Norderstedt Germany
Gedruckt auf säurefreiem Papier aus verantwortungsvollen Quellen

Das Buch bei GRIN: https://www.grin.com/document/1361919

Hausarbeit

SRH Fernhochschule

Modul: Beratung und Gesundheitskommunikation Studiengang:

Prävention & Gesundheitspsychologie (M.Sc.)

Studiengang: Prävention & Gesundheitspsychologie (M.Sc.)

Inhaltsverzeichnis

Abbildungsverzeichnis

1 Einleitung

1.1 Einführung in die Fragestellung

Diese Hausarbeit beschäftigt sich mit dem Thema gelingender Kommunikation, besonders beschäftigt sie sich mit der Kommunikation zwischen Ärzten und Jugendlichen. Solche Arzt-Patienten-Gespräche sind eine besondere Herausforderung. Die Patientengruppe der 13- bis 17-Jähringen befindet sich in einer herausfordernden körperlichen, emotionalen und sozialen Übergangs- und Entwicklungsphase. Auf der anderen Seite befinden sich viele Ärzte unter ständigem Kosten- und vor allem Zeitdruck. Beides schwierige Voraussetzungen für gelingende Kommunikation. Die sokratische Gesprächsführung ist eine Möglichkeit, diese schwierige Arzt-Patienten-Kommunikation zu meistern und Jugendliche so langfristig zu eigenverantwortlichem Handeln zu animieren.

1.2 Zielsetzung der Hausarbeit

Ziel dieser Hausarbeit ist es, mit Hilfe von drei Praxisbeispielen aufzuzeigen, wie unter Anwendung sokratischer Gesprächsführung eine gelingenden Arzt-Patienten-Kommunikation mit Jugendlichen zustande kommen kann. Exemplarische Fallbeispiele von sokratisch geführten Gesprächen mit Jugendlichen und daraus abgeleitete Handlungsempfehlungen bieten Ärzten, Therapeuten und Beratern nützliche Hinweise für den eigenen Praxisalltag.

1.3 Aufbau der vorliegenden Arbeit

Im Anschluss an die Einleitung beschäftigt sich der Theorieteil dieser Arbeit mit den Grundlagen der Kommunikation, wofür ausgewählte Kommunikationsmodelle vorgestellt werden. Weiter werden die besonderen Anforderungen, die an die Arzt-Patienten-Kommunikation gestellt werden, aufgezeigt und das Modell der sokratischen Gesprächsführung wird erläutert. Es wird kurz auf die Patientengruppe «Jugendliche zwischen 13 und 17 Jahren» eingegangen, womit die theoretischen Grundlagen für die fiktiven Praxisfälle, welche in Kapitel 3 folgen, gelegt sind. Pro Fallbeispiel wird die gescheiterte Kommunikation beschrieben und erklärt, warum das Gespräch zwischen Arzt und Jugendlichem misslungen ist. Im Anschluss daran folgt ein beispielhafter, funktionaler sokratischer Dialog, der aufzeigt, wie die Kommunikation hätte gelingen können. Kapitel 4 beschäftigt sich kritisch mit den Fallbeispielen und gibt Handlungsempfehlungen ab, wie die Kommunikation zwischen Arzt und Patient gefördert werden kann. Das letzte Kapitel fasst zusammen und erstellt einen Ausblick, wie ein gesundes System aussehen könnte.

2 Theoretischer Teil

2.1 Kommunikation

Kommunikation ist das Verständigungsmittel zwischen zwei oder mehr Menschen. Sie beinhaltet einen Sender, eine Nachricht und einen Empfänger und braucht Sprache oder Zeichen. Diese sehr vereinfachte Erklärung wird von verschiedenen Kommunikationsmodellen aufgegriffen und nach unterschiedlichen Aspekten näher beleuchtet. Auf Basis des Kommunikationsmodells nach Watzlawick (2.1.1) und des Vier-Seiten-Modells nach Schulz von Thun (2.1.2) wird in Kapitel 2.1.3 näher betrachtet, wie, wann und unter welchen Umständen Kommunikation gelingt. In Kapitel 2.2 geht es um die spezielle Form der Kommunikation zwischen Arzt und Patient. Die besonderen Anforderungen an die Arzt-Patienten-Kommunikation werden beschrieben (2.2.1) und als möglicher Ansatz erfolgreicher Kommunikation wird das Modell der sokratischen Gesprächsführung (2.2.2) vorgestellt. Eine Vorstellung der Patientengruppe «Jugendliche zwischen 13 und 17 Jahren» runden den Theorieteil ab.

2.1.1 Das Kommunikationsmodell nach Watzlawick

Watzlawick, Beavin & Jackson (2017, 58-81) aus der sogenannten Palo-Alto-Gruppe haben fünf Axiome postuliert, die als Grundlagen ihrer Kommunikationstheorie dienen und auf die psychologischen Aspekte der Kommunikation hinweisen. Diese lauten:

1. «Man kann nicht nicht kommunizieren.»
2. «Jede Kommunikation hat einen Inhalts- und einen Beziehungsaspekt, wobei Letzterer den Ersteren bestimmt.»
3. «Die Natur einer Beziehung ist durch die Interpunktion der Kommunikationsabläufe seitens der Partner bedingt.»
4. «Menschliche Kommunikation bedient sich digitaler und analoger Modalitäten.»
5. «Zwischenmenschliche Kommunikationsabläufe sind entweder symmetrisch oder komplementär, je nachdem ob die Beziehung zwischen den Partner auf Gleichgewicht oder Unterschiedlichkeit beruht.»

Ohne ins Detail zu gehen, zeigt dieses Modell die Dynamik und Interaktivität von Kommunikation und dass diese kreisförmig verläuft, die Reaktion einer Person hat gleichzeitig eine Rückwirkung auf die andere Person und das Modell zeigt, dass es bei der Kommunikation nicht um den reinen Informationsaustausch geht, sondern dass Senden und Empfangen von Informationen interessengeleitet ist (Röhner, Schütz, 2020, S. 38-39). Die erste Regel hat sich auch ausserhalb der Wissenschaft durchgesetzt und wird hauptsächlich im Zusammenhang mit der Körpersprache verwendet.

2.1.2 Das Vier-Seiten-Modell

Als Weiterentwicklung der 5 Axiome von Watzlawick hat Schulz von Thun das Vier-Seiten-Model, auch Kommunikationsquadrat genannt, entwickelt, welches davon ausgeht, dass jede Nachricht vier Botschaften oder Ebenen beinhaltet.

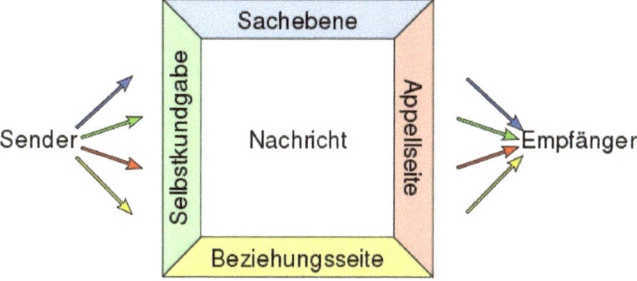

Abb. 1: Vier-Seiten-Model nach Schulz von Thun
Quelle: https://de.wikipedia.org/wiki/Vier-Seiten-Modell

Jede Äusserung, dargestellt mit dem «Sender mit vier Schnäbeln» enthält:

- Einen Sachinhalt -> worüber der Sender informiert
- Eine Selbstoffenbarung -> was der Sender über sich vermittelt
- Eine Beziehungsaussage -> was der Sender vom Empfänger hält und in welcher Beziehung er zu ihm steht
- Einen Appell -> wozu der Sender den Empfänger veranlassen möchte

Diese vier Ebenen gelten nicht nur für das Senden, sondern auch für das Empfangen einer Nachricht («Empfänger mit vier Ohren»). Kommunikationsstörungen entstehen, wenn nicht auf der gleichen Ebene empfangen wird, wie gesendet wurde.

2.1.3 Voraussetzungen gelingender Kommunikation

Kommunikation gelingt gemäss Schulz von Thun (2021), wenn Sender und Empfänger auf der gleichen Ebene kommunizieren. Wenn jemand auf der Sachebene mitteilt, der andere aber auf der Beziehungsebene empfängt, führt dies schnell zu gestörter Kommunikation und folglich zu Missverständnissen. Wichtig ist auch, dass verbale und non-verbale Botschaften übereinstimmen. Ein Arzt, der mit lauter, eindringlicher Stimme, aber ohne Blickkontakt spricht, löst beim Patienten Unbehagen aus und er wird den verbalen Teil der Nachricht nicht empfangen können, da die non-verbalen Signale ihn verwirren.

Carl Rogers (1902 - 1987) war ein Vorreiter in der Entwicklung personenzentrierter Gesprächstherapie. Er hat Regeln beschrieben, mit welchen die klientenzentrierte Gesprächstherapie funktioniert, welche auch auf Beziehungen ausserhalb der Therapie angewendet werden können. Rogers (1991, S. 55) beschreibt darin, dass es für eine gelingende Kommunikation drei Basismerkmale braucht:

1. Empathie (einfühlendes Verstehen)
2. Kongruenz (Echtheit)
3. Emotionale positive Wertschätzung

Empathie beinhaltet einerseits, sich in den anderen hineinzuversetzen, andererseits aber auch, ihm mitzuteilen, was man verstanden hat (Röhner, Schütz, 2020, S. 37). Wenn Empathie hergestellt und wahrgenommen werden kann beim Gegenüber, was nur gelingt, wenn man echt und authentisch auftritt, entsteht Vertrauen. Wertschätzung hilft mit, dieses Vertrauen und somit eine Beziehung aufzubauen, worauf im nächsten Kapitel eingegangen wird.

Zu diesen wissenschaftlich erarbeitenden Voraussetzungen gesellen sich Regeln, die ebenfalls zum Teil aus Studien hervorgehen, aber vor allem zum «Allgemeinwissen» gehören und sich in einer positiven Gesprächskultur so gehören. Es folgt eine nicht-abschliessende Auflistung solcher Kommunikationsregeln:

- Den Gesprächspartner ausreden lassen
- Freundlich, sachlich und ruhig reden
- Den Gesprächspartner anschauen (angemessenen Blickkontakt halten)
- Gefühle und Bedürfnisse mitteilen, auch als Rückmeldung auf soeben Geäussertes des Gegenübers
- Offene Fragen stellen, keine Suggestivfragen
- Zuhören, aktiv zuhören

Gerade der letzte Punkt, das aktive Zuhören löst beim Patienten das Gefühl aus, ernst genommen zu werden, steigert das Selbstwertgefühl des Patienten und stärkt das Vertrauen in den Arzt (Fritzsche, Wirsching, 220, S. 127)

2.2 Die Arzt-Patienten-Beziehung

Die Arzt-Patienten-Beziehung ist eine sogenannte Prinzipal-Agent-Beziehung. Der Prinzipal ist der Auftraggeber, also der Patient, der Agent ist der Auftragnehmer, also der Arzt. Die Prinzipal-Agent-Beziehung geht von rational handelnden Personen aus, die opportunistisch, im eigenen Interesse und daher mit unterschiedlichen Zielen und unterschiedlich risikobereit handeln, was zu Konflikten führen kann (principal agent problem). Folgende Aspekte bilden die grundlegenden Annahmen zur Prinzipal-Agent-Beziehung, die ursprünglich aus der Wirtschaftswissenschaft stammt:

- Handlungen des Agenten können positiven oder negativen Einfluss auf das Wohlergehen des Prinzipals haben.
- Prinzipal und Agent streben Nutzenmaximierung an.
- Die Nutzenfunktionen des Prinzipals und des Agenten unterscheiden sich voneinander.
- Zwischen Prinzipal und Agent herrscht eine Informationsasymmetrie.

Die Arzt-Patienten-Beziehung ist ein typisches Beispiel für eine Beziehung mit asymmetrischer Informationsverteilung. Der Patient weiss weniger als der Arzt und muss sich auf diesen verlassen. Er muss entscheiden, ob er die Behandlung fortsetzt, also «compliant» ist, obwohl er in der Regel die Qualität der Behandlung nicht einschätzen kann und er trägt dabei das Risiko, da der Arzt seinen Lohn erfolgsunabhängig bezieht. Hier kommt das obengenannte Vertrauen ins Spiel, das dieses Principal-Agent-Problem lösen kann (Wittke, Kamal, Aghoutane, 2014, S. 59-60).

2.2.1 Besondere Anforderungen in der Arzt-Patienten-Kommunikation

Vertrauen ist ein wichtiger Erfolgsfaktor, da es die Compliance des Patienten und auch seine Zufriedenheit erhöht. Auf Grund der obenerwähnten asymmetrischen Machtverhältnisse und Informationsverteilung ist es schwierig, Vertrauen aufzubauen. Es obliegt dem Arzt, eine Art vertrauensfördernde Vorleistung zu erbringen und diese Verantwortung des Vertrauensaufbaus wahrzunehmen. Schlussendlich profitieren sowohl Patient (Zufriedenheit) als auch Arzt (Compliance des Patienten) von einer vertrauensvollen Basis und Kommunikation. Auch das Gesundheitswesen profitiert, weil durch die hohe Compliance des Patienten Kosten reduziert werden können. Die psychologischen und kommunikationstheoretischen Aspekte der Arzt-Patienten-Beziehung gewinnen also an Bedeutung, stehen allerdings im Widerspruch zur wirtschaftlichen und technischen Ausrichtung des Gesundheitssystems (Wittke, Kamal, Aghoutane, 2014, S. 61-63). Vertrauen lässt sich nur aufbauen, wenn der Arzt empathisch auftritt, also die oben erwähnte (Kapitel 2.1.3.) erste Regel von Carl Rogers befolgt. Auch Schmitt-Sausen (2019) empfiehlt Empathie gegenüber dem Patienten zu zeigen, da diese eine Bindung schafft, welche für die weitere Behandlung förderlich ist.

Wie Studien von Zulman et al. (2020, zitiert nach Schumacher 2020, S. 8) zeigen, gibt es fünf weitere Verhaltensweisen, welche die Arzt-Patienten-Beziehung verbessern können:

1. Sich auf den Patienten vorbereiten.
2. Aufmerksam und vollständig zuhören.
3. Sich mit dem Patienten über Prioritäten verständigen.
4. Eine Verbindung mit der Geschichte des Patienten herstellen.
5. Emotionale Zeichen erkennen.

Dass diese Verhaltensweisen nicht zum selbstverständlichen Repertoire jedes Arztes gehören, liegt am stressigen Alltag eines Arztes, der geprägt ist von Zeitmangel, Bürokratie und der Fokussierung auf Technik und Geräte. Wenn das Gespräch mit dem Patienten zu kurz kommt, entstehen Frust bei Patienten und Arzt, Missverständnisse und im schlimmsten Fall auch teure Behandlungsfehler (Schumacher, 2020 S. 8). Durchschnittlich dauert eine Untersuchung bei einem Allgemeinarzt in Deutschland nicht einmal acht Minuten – fraglich ob das für ein aufschlussreiches Gespräch, Empathie und ärztlichen Rat reicht (Nier, 2017). Als weitere Besonderheit in der Arzt-Patienten-Kommunikation ist die Sprache zu erwähnen. Die Fachsprache des Arztes wird von den meisten Patienten nicht verstanden. Dabei geht es einerseits um Fachbegriffe, die entweder umschrieben oder dem Patienten erklärt werden müssen, andererseits aber auch um den gesamten Sprachstil, die Wortwahl, das Sprechtempo, Pausen und die Verständnisfragen, um sicherzustellen, dass der Patient den Inhalt der Nachricht verstanden hat.

Betrachtet man die besonderen Anforderungen an die Arzt-Patienten-Kommunikation bezüglich des Vier-Seiten-Modells fällt auf, dass für den Arzt das Selbstoffenbarungs-Ohr und das Appell-Ohr von besonderer Bedeutung sind: Ersteres erleichtert ihm eine Diagnose und lässt ihn den Patienten besser verstehen, letzteres hilft ihm, die nicht direkt ausgesprochenen Bedürfnisse des Patienten wahrzunehmen.

2.2.2 Das Modell der sokratischen Gesprächsführung

Die sokratische Gesprächsführung ist eine Technik aus der kognitiv-behavioralen Beratung. Sie ist Teil der Rational-Emotiven Verhaltenstherapie nach Ellis, in welcher die rationale Disputation eine zentrale Behandlungstechnik ist und in ebendieser oft die sokratische Gesprächsführung angewendet wird. Diese geht zurück auf den griechischen Denker Sokrates, der bei seinen Reden versucht hat, seine Zuhörer durch provokative Fragen zum Hinterfragen alter Legenden über die griechischen Götter zu bringen. Diese Umstrukturierung verinnerlichter Glaubenssätze oder eben dysfunktionaler Gedanken nennt man sokratische Gesprächsführung.

Das sokratische Gespräch hilft dem Klienten oder Patienten, eigenständig von konkreten Erfahrungen zu einer allgemeinen Einsicht zu gelangen (Wisniewski, Niehaus, 2016, S. 123). Das heisst, dass der Patient durch gezielte Fragen des Arztes, Therapeuten oder Beraters selber auf die richtigen Antworten kommt. In diesem Prozess verstärkt die Fachperson operant, indem sie nonverbale Signale wie Nicken und Lächeln einsetzt und Lob ausspricht. Die sokratische Gesprächsführung reduziert Widerstände, da die Patienten die erarbeiteten Ansichten als eigene Leistungen attribuieren, diese relativ unbegründet verteidigen und nicht den Therapeuten dafür verantwortlich machen. Diese internale Attribution führt zu mehr Selbstvertrauen, Stärkung der Eigenverantwortlichkeit und einer guten Akzeptanz und Nachhaltigkeit der neuen Erkenntnisse (Wittke, Kamal, Aghoutane, 2014, S. 55). Durch die erwähnte Reduzierung von Widerständen steigt auch die Zufriedenheit während des Arzt-Patienten-Gesprächs und somit wiederum das Vertrauen.

2.2.3 Die Patientengruppe «Jugendliche zwischen 13 und 17 Jahren»

Jugendliche der genannten Patientengruppe gehören zur sogenannten Generation Z, der ersten Generation, die vollkommen im digitalen Zeitalter aufwächst. Im Alter zwischen 13 und 17 Jahren befinden sich die Jugendlichen auf der Suche nach ihrem Platz in der Gesellschaft in einer stetig komplexeren Welt. Körperlich wirken sie allenfalls bereits erwachsen, die soziale Reife ist allerdings noch wenig vorhanden und kann je nach Alter und Reife zu Überforderung führen (Gesundheitsförderung Schweiz, 2013 S. 2).

Zudem befinden sich die meisten Jugendlichen in einer Übergangsphase von der obligatorischen Schulzeit zu einer weiterführenden Schule oder zu einer Lehre, die viele Anpassungen mit sich bringt, wie das sich Behaupten in altersgemischten Gruppen und gegenüber älteren Mitarbeitenden oder eine grössere Selbstständigkeit mit aller Verantwortung, die dazu gehört und der dazu nötigen Entwicklung. Für eine gesunde Entwicklung brauchen Jugendliche verlässliche Beziehungen, sei dies zu Eltern, Ausbildnern, Lehrern oder anderen Peergruppen. Sind diese Beziehungen gestört, reagieren Jugendliche oft, in dem sie auf Distanz gehen und die Kommunikation meiden (Gesundheitsförderung Schweiz, 2013, S. 3-6). Dies macht es für den Arzt natürlich besonders schwierig, Vertrauen zum Jugendlichen aufzubauen.

3 Methodischer Teil

In diesem Kapitel geht es um die Anwendung des sokratischen Gesprächsmodells auf die Gruppe der 13- bis 17-jährigen Jugendlichen (Kapitel 3.1) und um konkrete, aber fiktive Praxisbeispiele (Kapitel 3.2, 3.3 und 3.4), in denen aufgezeigt wird, warum die Kommunikation gescheitert ist und wie sie mit dem Modell der sokratischen Gesprächsführung hätte besser gemacht werden können.

3.1 Anwendung sokratischer Gesprächsführung auf Jugendliche

Wie in Kapitel 2.2.2 beschrieben, geht es in der sokratischen Gesprächsführung darum, dass der Patient - durch die richtigen Fragen des Arztes - selber auf die Antworten kommt. Die Resulate aus dem Gespräch werden vom Patienten internal attribuiert und somit besser umgesetzt, als wenn der Arzt ihm sein dysfunktionales Verhalten vor Augen führen würde. Jugendliche zwischen 13 und 17 Jahren befinden sich auf der Suche nach sich selbst und in einer fordernden Übergangsphase von der Adoleszent zum Erwachsensein. Gerade für Jugendliche sind selbsterarbeitete Antworten und internal attribuierte Erkenntnisse wichtig, denn sie bedeuten eine erfolgreiche Anpassungsleistung und steigern ihre Selbstwirksamkeit. Eine gute Selbstwirksamkeit wiederum ist ein sogenannter Schutzfaktor, der sich positiv auf die weitere Entwicklung auswirkt. Die sokratische Gesprächsführung reduziert so Widerstände und baut Vertrauen auf. Vertrauen – in sich selber und in andere Personen – ist ebenfalls ein Schutzfaktor für Jugendliche und daher ein sorgfältig aufzubauendes und schützenswertes Gut in der Beziehung zwischen Arzt und jugendlichem Patienten. Fehlt das Vertrauen, gehen Jugendliche sehr schnell in eine Abwehrhaltung und werden auf kommunikativer Ebene äusserst zurückhaltend, so dass es schwierig wird, Vertrauen aufzubauen.

3.2 Praxisbeispiel 1: Jana wird immer dünner

Jana ist 13 Jahre alt. Vor einem Jahr hat sie den altersgerechten Übertritt von der Primarschule zur Sekundarschule gemacht. Da sie in einem kleinen Dorf wohnt, welche keine Oberstufe hat, fährt sie täglich mit dem Fahrrad von ihrem Elternhaus zum Schulhaus und wieder zurück. Die Strecke beträgt knapp 15km. Für diese Strecke ist die Mittagspause zu kurz, so dass sie viermal pro Woche in der Schule zu Mittag isst. Seit Jana nun den ganzen Tag auswärts ist, hat ihre alleinerziehende Mutter ihr Arbeitspensum erhöht, um einen besseren finanziellen Lebensstandard für sich und Jana zu erreichen. Die Kehrseite des grösseren Pensums ist, dass sie erst zwei Stunden nach Jana zu Hause ist, welche in dieser Zeit den Auftrag hat, Schulaufgaben zu erledigen. Die Mutter hat festgestellt, dass Jana an Gewicht verliert, hat das aber auf die neuen Umstände des auswärts Essens, der täglichen Fahrradstrecke und der Anpassungsphase in der neuen Schule und Schulklasse geschoben. Da der Gewichtsverlust weitergeht und ungesunde Züge annimmt, macht sich die Mutter mittlerweile grosse Sorgen um Jana, was sie mit ihr auch immer wieder thematisiert. Jana aber blockt ab, will nicht darüber reden, zieht sich immer mehr zurück und reagiert störrisch auf jegliche Bemühungen der Mutter. Diese weiss nicht mehr weiter und macht für Jana einen Termin bei ihrem Hausarzt ab. Dieser kennt Jana nicht und nimmt sie als Patientin nur an, weil er ihre Mutter seit Jugendtagen kennt und weil Janas Kinderarzt, der spezialisiert ist auf Kinder bis 12 Jahre, sie nicht mehr behandelt und die Mutter entsprechend verzweifelt ist. Jana will nicht zum Arzt, weil sie gesund sei, aber die Mutter zwingt sie und begleitet sie in die Arztpraxis.

3.2.1 Kommunikation zwischen Jana, der Mutter und dem Hausarzt

Da Jana noch nicht volljährig ist und widerwillig die Arztpraxis aufsucht, begleitet ihre Mutter sie nicht nur in die Arztpraxis, sondern auch zum Gespräch. Nachdem die Mutter ihrer Tochter den Arzt vorgestellt hat und umgekehrt, folgt ein kurzer Smalltalk zwischen dem Arzt und der Mutter, die sich von früher kennen. Schliesslich wendet sich der Arzt an Jana und fragt: «So, nun zu dir, wo liegt das Problem?» Worauf Jana schnippisch antwortet: «Ich habe kein Problem, nur meine Mutter hat eines!» Der Arzt wendet sich daher an die Mutter und lässt sie das Ganze schildern. Jana verschränkt die Arme, verdreht bei gewissen Aussagen der Mutter die Augen und stöhnt immer wieder genervt auf, weil sie mit den Schilderungen der Mutter nicht einverstanden ist. Diese weist sie zurecht, dass das unhöflich sei und sie selber ja nicht habe reden wollen, dann solle sie jetzt gefälligst ruhig sein. Jana schaltet innerlich ab, hört nicht mehr zu und schweigt. Der Arzt wendet sich einige Zeit später wieder Jana zu mit den Worten: «Wenn ich deiner Mutter glaube und das tue ich, da ich sie seit langem kenne, klingt es aber schon so, als ob da ein Problem besteht, auch wenn du das nicht wahrhaben willst». Nach einigem Zögern und Überlegen, ob sie antworten will oder nicht, setzt Jana zur Antwort an und wird von der Mutter unterbrochen: «Siehst du, der Herr Doktor sieht das auch so wie ich». Jana wird wütend und wirft ihrer Mutter vor, dass sie gar nicht zum Gespräch hätte mitkommen sollen, da sie ja sowieso nichts sagen dürfe. Die Mutter versucht sie zu beschwichtigen und verspricht, sie nicht mehr zu unterbrechen. Der Arzt verfolgt das Gespräch der beiden etwas hilflos. Nach einer Weile unterbricht er die beiden und sagt, dass er für solches Geplänkel einerseits keine Zeit habe und andererseits nicht die richtige Person sei. Er wendet sich an die Mutter und empfiehlt ihr, Jana für eine Therapie bei einem Psychotherapeuten anzuwenden. Jana ist vor den Kopf gestossen und fühlt sich sehr verletzt, dass sie als «Psycho» abgestempelt wird, ohne dass der Arzt drei Sätze mit ihr gesprochen oder ihre Version gehört hat. Sie verlässt den Raum ohne ein Wort und ohne Reaktion auf die Mutter, die ihr hinterherruft.

3.2.2 Warum ist die Kommunikation gescheitert?

Das Gespräch zwischen Arzt, Mutter und Jana begann bereits unter schlechten Voraussetzungen, weil Jana wider Willen teilnehmen musste und nicht bereit war, sich auf eine

Beziehungs- oder Sachebene einzulassen. Der Arzt hat sein Appell-Ohr eingesetzt und Janas nicht-reden-Wollen als «ruhigen Hilfeschrei» interpretiert und sie an eine Fachperson weitergewiesen; allerdings hat er dabei keinerlei Empathie gezeigt und Jana vor den Kopf gestossen. Dass der Arzt anfangs des Termins Smalltalk mit der Mutter hält und die eigentliche Patientin nicht beachtet, ist nicht gut und gibt Jana das Gefühl überflüssig zu sein, was sie unbewusst darin bestärkt, dass sie eigentlich gar nicht hier sein sollte. Mit Janas aufbrausenden Worten, dass sie kein Problem habe, kann der Arzt nicht umgehen, er verpasst die Selbstoffenbarungsseite und wendet sich gleich wieder an die Mutter, womit sich Janas Gefühl, überflüssig zu sein, gleich nochmals verstärkt. Janas Mutter weist sie zurecht, wie ein Kind, obwohl sie zu Hause sehr selbstständig, quasi erwachsen sein muss. In Janas Augen besteht hier eine Diskrepanz, mit welcher sie nicht umgehen kann.

3.2.3 Wie könnte man es besser machen?

Besser wäre das Gespräch verlaufen, wenn der Arzt nach der Begrüssung die Mutter nach draussen gebeten hätte, um allein mit Jana zu sprechen. Das hätte Jana bestärkt, dass sie eine eigenständige, bald erwachsene Person ist und sie hätte sich von Anfang an ernst genommen gefühlt und die Basis für eine vertrauensvolle Beziehung wäre gelegt gewesen. Nach einem einfühlsamen, empathischen Einstieg ins Gespräch, könnte dieses wie folgt weitergehen:

Arzt: Habe ich dich richtig verstanden, dass du dich zu dick fühlst?

Jana: Ich fühle mich nicht nur zu dick, ich bin zu dick.

Arzt: Was bedeutet «zu dick»?

Jana: Zu dick ist man, wenn man sich in die Hose quetschen muss, die früher noch gepasst hat oder auch wenn man beim Kilometerlauf im Turnunterricht nicht alles rennen kann, weil man keine Luft und brennende Beine hat und dann letzte wird.

Arzt: Schauen wir das Beispiel der zu kleinen Hose etwas genauer an. Weisst du wie gross und wie schwer du bist, Jana?

Jana: Ja, ich bin 1.65m und 44kg schwer, zu schwer.

Arzt: Ich habe hier die Unterlagen deines Kinderarztes. Möchtest du wissen, wie gross und schwer du bei deinem letzten Check vor ziemlich genau einem halben Jahr warst?

Jana: Ja.

Arzt: Du warst 1.60m und 48kg.

Jana: Sehen Sie, da war ich noch dicker.

Arzt: Du bist in die Höhe geschossen, das ist in deinem Alter normal, dass man in kurzer Zeit sehr stark wächst und auch weiblichere Formen annimmt. Und wegen den weiblicheren Formen und dem Wachsen, wäre es eigentlich normal und gesund auch etwas schwerer zu werden. Ich habe hier einen BMI-Rechner für Kinder und Erwachsene, das ist zwar eine etwas veraltete Methode, gibt aber doch einen guten Anhaltspunkt. Vor einem halben Jahr hattest du (Arzt tippt dreht an BMI-Scheibe) einen BMI von 18.75, also Normalgewicht. Und heute hast du einen BMI von 16.16. Das ist für Kinder im untersten Bereich des Normalgewichts und für Erwachsene ist es Untergewicht. Denkst du, jetzt wo du diese Zahlen kennst, immer noch, dass du zu dick bist?

Jana: Ja.

Arzt: Und wie kommst du darauf?

Jana: Weil im ersten Turnunterricht alle auf mich warten mussten, bis ich endlich angeschnauft kam, einige lachen mich seither aus.

Arzt: Verstehe ich dich richtig, dass man langsam rennt, wenn man dick ist?

Jana: Ja.

Arzt: Du spielst ja auch Volleyball. Gilt das im Volleyball auch, dass man eine schlechte Spielerin ist, wenn man dick ist?

Jana: Jein… da kommt es natürlich noch auf das Training an. Man kann dick sein, aber die Technik gut im Griff haben oder ein Talent sein und die Bälle gut antizipieren, dann kann man trotzdem gut sein.

Arzt: Also meinst du, um eine gute Volleyballspielerin zu werden braucht es Training?

Jana: Ja, genau.

Arzt: Und was braucht es, um eine gute Langstreckenläuferin zu werden?

Jana: (zögert)… Training?

Arzt: Ja, genau. Wenn man noch nie einen Kilometer gerannt ist, braucht es Training. Einerseits um die Ausdauer aufzubauen, andererseits aber auch um die Energie richtig einzuteilen, also nicht zu schnell oder zu langsam loszurennen.

Jana: (Unterbricht den Arzt) Das habe ich auch gemerkt beim Radfahren, anfangs war ich verschwitzt und ausser Atem, wenn ich in der Schule angekommen bin. Mittlerweile schaffe ich die Strecke ohne Probleme.

Arzt: Woran denkst du, dass das liegt?

Jana: Weil ich es tagtäglich mache, es also eine Art Training ist?

Arzt: Ja, genau.

Der Dialog würde hier noch weitergehen, allenfalls gäbe es auch noch ein, zwei weitere Termine zwischen Jana und dem Arzt, um ihre dysfunktionalen Gedanken zum Thema «dick sein» langfristig in gesündere Bahnen zu lenken und ihre «falschen Vorstellungen» umzustrukturieren.

3.3 Praxisbeispiel 2: Sebastian raucht

Sebastian ist 16 Jahre alt und wird im Sommer die Schule beenden. Seit er eine Lehrstelle gefunden hat, macht er in der Schule kaum noch mit, im Gegenteil aus dem angepassten, fleissigen Schüler ist ein Störenfried geworden. Dazu kommt, dass Sebastian angefangen hat zu rauchen, sogar auf dem Pausenplatz, was strengstens verboten ist. Die Schulleitung hat die Eltern informiert über sein auffälliges und verbotenes Verhalten und diese suchen das Gespräch mit Sebastian. Er findet aber, dass es völlig normal ist, etwas zu rebellieren in seinem Alter, seine Kollegen machen das ja schliesslich auch und das mit dem Rauchen sei ja sowieso gar keine Diskussion wert, denn das sei in seiner Clique halt normal und cool und er höre dann schon wieder auf, wenn er keine Lust mehr darauf habe. Seine Eltern glauben nicht, dass er so einfach wieder aufhören kann, weil er vermehrt auch nach Alkohol riecht, wenn er nach Hause kommt. Sie vermuten und befürchten ein Suchtproblem und holen sich professionelle Hilfe, in dem sie mit Sebastian eine Suchtberatungsstelle aufsuchen. Sebastian willigt ein, weil ihm die Mutter versichert, dass sie nicht dabei sein werde, sondern er allein mit einer Fachperson reden dürfe. So denkt sich Sebastian, dass er zwar eine Stunde mit seinen Kollegen verliert, die Mutter dafür aber nachher «Ruhe gibt» und ihn weniger kontrolliert.

3.3.1 Kommunikation zwischen Sebastian und dem Suchtberater

Sebastian und seine Mutter mussten 15 Minuten warten, bevor der Suchtberater Sebastian zu sich ins Besprechungszimmer rief. Ohne eine Erklärung oder eine Entschuldigung, dafür sichtlich gestresst und mit den Gedanken noch in seinem vorherigen Gespräch, startet er das Gespräch mit der Frage: «So, du kannst also nicht aufhören mit Rauchen?». Sebastian wähnt sich im falschen Film, da er ja gar nicht mit Rauchen aufhören *will*, dies bekundet er dem Suchtberater auch lautstark und deutlich. Der Suchtberater spiegelt Sebastian und wird ebenfalls laut. Etwas eingeschüchtert, aber umso bestärkter in seiner Abwehrhaltung schweigt Sebastian. So kann der Berater seine zweite Chance wahrnehmen für ein zielführendes Gespräch. Er fragt Sebastian also, warum er denn hier sei. Dieser erwidert, dass seine Mutter sich nerve, dass er rauche und das sie sich Sorgen um ihn mache. Der Therapeut unterbricht ihn mit den Worten «Da hat sie recht, Rauchen ist nicht gesund». Sebastian erwidert schnippisch, dass er wisse, dass das so sei, dass es darum aber ja gar nicht gehe. Leicht verwirrt fragt der Berater, worum es denn gehe. Sebastian zögert, fasst dann aber Mut und sagt: «Schauen Sie, ich wollte meiner Mutter einen Gefallen machen und bin hierhergekommen ohne dass ich Lust darauf hatte. Wenn Sie sich aber nicht konzentrieren, nicht zuhören, sondern auf Ihrem Notizblock rumkritzeln und mich nicht ausreden lassen, dann muss ich hier nicht meine Zeit verschwenden.» Nach diesen Worten schnappt er sich seine Jacke und verlässt den Raum.

3.3.2 Warum ist die Kommunikation gescheitert?

Die Kommunikation ist bereits «auf die schiefe Bahn geraten», weil der Berater zu spät und gestresst an den Termin mit Sebastian kam und keinerlei Erklärung dazu abgegeben hat. Sebastian fühlt sich bereits am Anfang des Gesprächs unwichtig und als Stressfaktor. Dass der Berater das Gespräch mit einer Suggestivfrage startet, ist nicht ideal. Umso weniger, weil er Sebastian unterstellt, dass er nicht mit dem Rauchen aufhören *kann*, obwohl Sebastian momentan einfach nicht aufhören *will*. So gelingt es dem Berater nicht eine gemeinsame Basis zu schaffen, Vertrauen aufzubauen und so ein gelingendes Gespräch zu führen. Spiegeln des Gegenübers ist eine eigentlich wirkungsvolle Gesprächstechnik, die der Berater hier aber völlig im falschen Moment einsetzt und so die Situation schon fast zum Eskalieren bringt. Eine weitere Technik wendet der Berater an, in dem er versucht, zusammenzufassen, was Sebastian gesagt hat. Nur gelingt ihm das nicht, weil er unaufmerksam zuhört, denn Sebastian sagt, dass sich die Mutter Sorgen um ihn mache und der Berater fasst zusammen, dass Rauchen tatsächlich nicht gesund sei. Diese Aussage ist richtig, aber nicht, was Sebastian ausgesprochen hat. Zudem unterbricht er ihn, was bei Sebastian schlussendlich dazu führt, dass er sich nicht ernst genommen fühlt und das Gespräch vorzeitig abbricht.

3.3.3 Wie könnte man es besser machen?

Ein gutes Gespräch hätte stattfinden können, wenn der Berater (Ber.) sich bei Sebastian (Seb.) für die Verspätung entschuldigt hätte. Allenfalls hätte er sogar Sebastian und seine Mutter informieren können, dass er in fünf Minuten bei ihnen sei. So hätte er einerseits Zeit gehabt, sich in aller Ruhe von seinem vorherigen Gespräch zu erholen, dieses für sich abzuschliessen und dann die Anmelde-Notizen von Sebastian nochmals kurz zu studieren, um genau im Bild zu sein, worum es Sebastian, respektive der Mutter geht. So wäre Sebastian zwar einen Moment verärgert gewesen, da er warten musste, hätte aber nachher eine plausible Erklärung dafür gehabt und das gute Gefühl, dass nun er an der Reihe ist und der Berater sich extra noch Zeit nimmt, sich auf ihn vorzubereiten. Die Stimmung zu Beginn des Gesprächs wäre entspannter gewesen und ein sokratischer Dialog hätte stattfinden können:

Ber.: Sebastian, deine Mutter macht sich Sorgen um dich. Weisst du, weshalb?

Seb.: Ja, weil ich rauche und ab und zu auch trinke.

Ber.: Was heisst für dich «ab und zu»?

Seb.: Naja… im Ausgang, am Wochenende, also meistens am Freitag und Samstag.

Ber.: Ok. Rauchst du auch nur am Wochenende oder häufiger?

Seb.: Häufiger, eigentlich jeden Tag.

Ber.: Deine Mutter hat ja Angst, dass du nicht mehr mit Rauchen und Trinken aufhören kannst und macht sich Sorgen, dass du süchtig wirst. Wie siehst du das?

Seb.: Ich könnte jederzeit aufhören, aber ich will nicht.

Ber.: Warum willst du nicht?

Seb.: Ich weiss auch nicht... es ist halt cool, mit den Jungs abzuhängen und da gehört das Rauchen irgendwie dazu.

Ber.: Warum meinst du, dass es dazu gehört?

Seb.: Hmmm... wir entspannen uns halt so...

Ber.: Wie hast du dich früher entspannt?

Seb.: Früher hatte ich das Bedürfnis nach Entspannung gar nicht, da war ich halt noch ein Kind. Als Kind braucht man keine Entspannung, da hat man eher zu viel Energie, die man loswerden muss.

Ber.: Und womit hat es zu tun, dass du jetzt, als praktisch Erwachsener, Entspannung brauchst?

Seb.: Ich weiss es nicht genau...

Ber.: Anders gefragt, warum hast du jetzt weniger Energie als beispielsweise vor drei Jahren, als du noch ein Kind im Übergang zum Teenager warst?

Seb.: Vor drei Jahren, da war ich 13... da war ich noch in der Leichtathletik aktiv und konnte zwar viel Energie loswerden, es hat mir aber auch viel zurückgegeben.

Ber.: Was denn zum Beispiel?

Seb.: Ich war mehrmals Regionalmeister. Erfolgreich, vielleicht gar der beste zu sein, gibt einem ein gutes Gefühl. Und ich hatte einen muskulösen Körper, auf den ich stolz war und wir hatten einen grossartigen Zusammenhalt im Team und haben uns gegenseitig gepusht.

Ber.: Warum hast du mit dem Leichtathletik-Training aufgehört?

Seb.: Weil mein älterer Cousin aufgehört hat. Ich wollte immer so gut sein wie er und er hat mich auch immer mitgezogen und motiviert.

Ber.: Ist dein Cousin immer noch eine Art Vorbild für dich?

Seb.: Nein, der ist vollkommen abgestürzt und musste sogar seine Lehre aufgeben.

Ber.: Warum?

Seb.: Weil er an den Wochenenden jeweils so viel getrunken hat, dass er am Montag noch betrunken bei der Arbeit erschienen ist. Und er hat auch geraucht und gekifft. Eines Tages war es seinem Vorgesetzten zu viel und er hat ihn entlassen.

Ber.: Würdest du sagen, dass dein Cousin süchtig ist?

Seb.: Ja, auf jeden Fall. Der könnte nicht, wie ich, jederzeit wieder aufhören mit rauchen und trinken!

Ber.: Wie war das bei deinem Cousin? Hat er aufgehört Leichtathletik zu trainieren und direkt angefangen so viel zu trinken und zu rauchen wie er das jetzt tut?

Seb.: Nein… er hat anfangs nur mit ein paar Kollegen ab und zu ein Bier genommen und die eine oder andere Zigarette geraucht, aber irgendwann wurde es schlimmer und er hat immer mehr getrunken. Ich war mal dabei, er konnte einfach nicht mehr aufhören und ist dann auch laut und peinlich geworden.

Ber.: Ist er deshalb nicht mehr dein Vorbild heute?

Seb.: Ja, so möchte ich nicht werden!

Ber.: Was meinst du mit «so»?

Seb.: So peinlich, so abhängig vom Rausch und unfähig ohne Alkohol und Zigaretten zu leben…. Naja… süchtig halt… und ja, meine Mutter kennt natürlich diese Geschichte auch, er ist ja ihr Neffe, und ich verstehe jetzt, warum sie Angst hat, dass ich süchtig werde. Bei meinem Cousin hat ja auch ganz harmlos angefangen, so wie es bei mir aktuell ist.

Ber.: Ich will dich jetzt nicht mit Studien langweilen, aber ganz viele davon sagen genau das aus, dass viele Jugendliche vom Gelegenheitstrinker oder -raucher zum Gewohnheitstrinker oder -raucher werden, ohne dass der Übergang zur Sucht klar ersichtlich ist. Und dass es schwierig ist aus einer Abhängigkeit wieder rauszukommen. Das hast du sicher auch schon gehört und da hast du leider dein ehemaliges Vorbild direkt vor deiner Nase.

Seb.: Es wäre wohl gut, wenn ich meiner Mutter, aber vor allem mir selber, beweisen würde, dass ich nicht süchtig bin und ab sofort nicht mehr rauche in den Pausen und auf meinen Alkoholkonsum am Wochenende achte, damit es nicht so weit kommt, dass ich nur mit einem gewissen Alkoholpegel Spass haben kann.

Ber.: Ja, das ist doch eine gute Idee. Sollen wir das am besten gleich mit deiner Mutter besprechen? Sie wartet ja draussen. Dann können wir auch besprechen, ob und wann wir uns noch einmal treffen sollen. Bist du einverstanden damit.

Seb.: Ja. Danke.

Der Berater erfragt zuerst Sebastians Gewohnheiten und klärt, wie Sebastian selber das Thema Sucht definiert. Weil er keine direkte Antwort erhält, wählt er den Umweg über die Entspannung und Energie, findet so heraus, wer Sebastians Vorbild ist und kann ihm dann so aufzeigen, respektive ihn selber entdecken lassen, dass eine Sucht nicht erstrebenswert ist. Der erste Schritt ist getan und Sebastian hat die Absicht aufzuhören. Es wäre sicher sinnvoll, noch einige Termine mehr mit dem Suchtberater zu absolvieren, da gemäss Sebastians Beschreibung eine gewisse Gewohnheit bereits eingesetzt hat und er allenfalls Unterstützung bei der Umsetzung des Rauchstopps und eine Rückfallprophylaxe braucht (Meingassner & Stummer, 2008, S. 330).

3.4 Praxisbeispiel 3: Max hat Prüfungsangst

Max ist 14 Jahre und clever. Das hat sich bereits im Kleinkindesalter gezeigt und auch nachher in Kindergarten und Primarschule bestätigt, wo er mühelos alle Themen und Fächer bewältigte, ohne viel für Prüfungen lernen zu müssen. Nun ist Max 14 Jahre alt und in der Oberstufe, wo der Druck etwas grösser, die Themen komplexer und Prüfungen schwieriger werden. Eigentlich kein Problem für Max, er kommt im Schulstoff immer noch gut nach, aber seine Schwierigkeiten liegen in den Prüfungen. Seit einer Weile bringt er schlechte Noten nach Hause, obwohl er den Stoff eigentlich beherrscht. Das nervt ihn selber sehr und auch wenn seine Eltern das Gegenteil beteuern, merkt er, dass auch sie enttäuscht und ratlos sind. Ab und zu hat Max auch schon eine Prüfung meiden können, indem er Bauchschmerzen vorgetäuscht hat. Insgeheim weiss er aber, dass seine Mutter ihm die Bauchschmerzen nicht mehr abnehmen wird, weil sie selbst als Kind Prüfungsangst hatte und seinen Trick durchschaut. Weil Max nicht genau sagen kann, warum er in den Prüfungen versagt und sie daher als Familie keine Lösung finden, wenden sie sich an eine Psychotherapeutin.

3.4.1 Kommunikation zwischen Max und der Psychotherapeutin

Als die eigentlich auf Max sympathisch wirkende Psychotherapeutin das Gespräch mit den Worten «So, dann schauen wir mal,...» eröffnet, erstarrt Max innerlich. Das sind genau die Worte, die Max' Lehrer vor jeder einzelnen Prüfung sagt. Er wechselt zwischen «So, dann schauen wir mal,...» «ob ihr genug gelernt habt», «ob ihr im Unterricht aufgepasst habt» und «ob ihr genug gebetet habt». Gerade die letzte zynische Aussage, löst bei Max jeweils das Gefühl aus, dass die Prüfung sowieso unlösbar ist. Und genau dieses Gefühl hat Max nun auch. Er fühlt eine gewisse Ohnmacht, hat Angst Fehler zu machen, ist innerlich sehr angespannt und auch äusserlich würde man seine Angst und Unsicherheit spüren, denn seine Finger zittern. Die Psychotherapeutin sieht aber nicht, was ihre Worte ausgelöst haben, weil sie gerade noch das Tablet, auf welchem sie ihre Notizen machen will, entsperrt und gleich weiterspricht. «Max, du bist ja hier wegen deiner sozialen Phobie...». Obwohl Max keine Ahnung hat, was das ist, nickt er. Die Therapeutin verfällt in einen Monolog, spricht von «ungünstigen Kontrollüberzeugungen», von «tiefer Selbstwirksamkeitserwartung» und «Fight und Flight». Max versteht nicht wirklich, worum es geht, obwohl er sich sehr anstrengt und gut zuhört. Wieder ist da dieses Gefühl wie in der Schule: obwohl er im Unterricht aufmerksam mitmacht und sich anstrengt, gute Prüfungen zu schreiben, misslingt es. Auch hier fühlt er sich nun genau gleich, nämlich als Versager, und beginnt leise zu weinen. Erst als die Psychotherapeutin ihm eine Frage stellt, merkt sie dass er weint. Wütend auf sich selbst, dass sie das nicht vorher bemerkt hat, versucht sie ihn zu beruhigen und sagt ihm dabei auch, dass er doch schon ein grosser Junge sei, der nicht mehr weine. Genau so fühlt sich Max aber momentan nicht, da er als grosser Junge doch hätte verstehen müssen, was sie vorhin erzählt hat und so bestärkt sich sein Gefühl, wieder einen Test nicht bestanden zu haben und dumm zu sein. Die Psychotherapeutin bricht das Gespräch ab, womit Max die Bestätigung hat: «Ich habe versagt».

3.4.2 Warum ist die Kommunikation gescheitert?

Bei Max haben die einleitenden Worte der Psychotherapeutin «So, dann schauen wir mal…» direkt Prüfungsangst-Gefühle ausgelöst, da sein Lehrer auch immer diese Worte benutzt. Er war also wider Erwarten und auch ohne böse Absicht der Psychotherapeutin in eine angstauslösende Situation hineingeraten. Die Psychotherapeutin konnte nicht wissen, dass diese Einleitung für Max ein konditionierter Reiz für Prüfungsangst ist. Schade ist natürlich, dass sie seine Reaktion nicht wahrnimmt, denn so hätte sie direkt einen Ansatzpunkt gehabt. Stattdessen geht sie dazu über, ihn mit Fachwörtern zu überrumpeln. Mutmasslich arbeitet sie sonst eher mit Erwachsenen zusammen oder hatte gerade erst eine Weiterbildung unter Fachkollegen, so dass sie voraussetzt, dass Begriffe wie Selbstwirksamkeit und Kontrollüberzeugung bekannt sind. Sie spricht eine Sprache, die Max nicht versteht, was bei ihm das Gefühl des Versagens verstärkt. Zudem vergisst sie von ihrem Tablet aufzuschauen und Blickkontakt zu halten. Auch Rückfragen, um abzusichern, dass Max sie versteht, stellt sie nicht. Hätte sie Max öfter angeschaut, hätte sie gesehen, dass Max' Hände zittern und er angefangen hat zu weinen.

3.4.3 Wie könnte man es besser machen?

Die Psychotherapeutin (PT) hätte merken sollen, was ihre einleitenden Worte bei Max auslösen. Das Gespräch hätte dann folgendermassen verlaufen können:

PT: So, dann schauen wir mal… Wie geht es dir, Max?

Max: Gut.

PT: Bist du sicher? Du wirkst auf mich etwas nervös?

Max: Bin ich auch.

PT: Wegen mir oder der Situation oder wieso bist du nervös?

Max: Weil unser Lehrer auch immer sagt: «So dann schauen wir mal…» bevor er die Prüfungen verteilt, das hat mich jetzt gerade nervös gemacht.

PT: Oh, ich verstehe, das tut mir leid, das wollte ich natürlich nicht! Fühlst du dich jetzt, als ob dieses Gespräch hier eine Prüfung wäre?

Max: Ja, ich weiss zwar, dass es keine Prüfung ist, aber mein Gefühl und meine Nervosität sind genauso wie vor einer Prüfung in der Schule.

PT: Wenn ich das Gespräch begonnen hätte mit: «Hallo Max, wie geht es dir?» Hättest du dann die gleichen Gefühle wie jetzt?

Max: Nein, ich denke nicht.

PT: Das heisst, dass dich Worte, ganz konkret die Worte «So, dann schauen wir mal...» nervös machen?

Max: Ja. Obwohl das ja irgendwie gar keinen Sinn macht.

PT: Man spricht hier im Fachjargon von «klassischer Konditionierung». Das bedeutet, dass ein eigentlich neutraler Reiz, in deinem Fall die Worte «So, dann schauen wir mal...» plötzlich in einem Zusammenhang stehen mit einer körperlichen Reaktion. Du wirst nervös, wenn du die Worte hörst, sogar in einer Situation, in der du weisst, dass du keine Prüfung schreiben musst.

Max: Das macht eigentlich ja gar keinen Sinn, dass ich hier nervös geworden bin.

PT: Das stimmt. Macht es vor den Prüfungen jeweils Sinn, nervös zu werden?

Max: Nein, es hilft mir ja nicht für die Prüfung.

PT: Was hilft dir stattdessen für die Prüfung?

Max: Dass ich im Unterricht gut aufpasse und dass ich zu Hause genug lerne und damit gut auf die Prüfung vorbereitet bin.

PT: Und bist du jeweils gut auf die Prüfung vorbereitet?

Max: Ja, aber dann kommt die Nervosität und macht alles kaputt.

PT: Die Nervosität löscht alles, was du gelernt hast, aus deinem Gehirn?

Max: Hmmmm... irgendwie schon. Nach der Prüfung weiss ich jeweils die Antworten auf die Fragen, aber während der Prüfung kann ich nicht richtig denken, da fühlt es sich wirklich an, als ob das Gehirn leer wäre.

PT: Ich fasse kurz zusammen, was ich verstanden habe: Du bereitest dich gut auf die Prüfungen vor, weisst, dass du eine gute Note erreichen solltest, weil du aufmerksam bist im Unterricht und zu Hause auf die Prüfungen lernst. Sobald der Lehrer dann beginnt mit dem Satz: «So, dann schauen wir mal...» leert sich gefühlt dein Gehirn und du schreibst schlechte Prüfungen. Hab ich das richtig verstanden?

Max: Ja, genau. Ich sollte einfach nicht nervös werden, wenn der Lehrer diesen Satz beginnt! Dann wäre alles viel einfacher...

PT: (Nickt zustimmend) Ja, ich denke auch, dass dies das Hauptproblem ist. Bist du einverstanden, wenn wir uns am Montag nochmals treffen und daran arbeiten?

Max: Ja, das ist gut, ich habe erst in zwei Wochen wieder eine Prüfung....

Die Psychotherapeutin war am Anfang des Gesprächs sehr aufmerksam und hat Max' Reaktion gesehen, gespürt und dann auch konkreter erfragt. So konnte sie auf sehr direktem Weg einer klassischen Konditionierung auf die Spur kommen. Mit sokratischer Gesprächsführung hat sie Max dazu gebracht, selbst herauszufinden, was die eigentliche Ursache für seine Prüfungsangst ist und hat so seine Motivation geweckt, daran nachhaltig etwas zu ändern.

4 Diskussion

4.1 Kritische Reflexion der Praxisbeispiele

Die drei Praxisfälle sind imaginär. Sie sind relativ umfassend beschrieben, um sich ein gutes Bild der Gesamtsituation, in der sich die Jugendlichen jeweils befinden, machen zu können. Die Modell-Dialoge in den Unterkapiteln 3.2.3, 3.3.3 und 3.4.3 beziehen sich jeweils nur auf einen Aspekt der beschriebenen Situation. Dies führt dazu, dass nicht auf alle beschriebenen Ursachen, Probleme und Zusammenhänge eingegangen werden kann, was die Dialoge etwas oberflächlich und rudimentär, allenfalls sogar praxisfremd, erscheinen lässt. Im Kontext psychologischer Arbeit wären die Dialoge also nicht professionell und umfassend genug, der Aufgabenstellung dieser Hausarbeit müssen sie aus inhaltlichem Fokus und Umfangsvorgaben genügen. Ein weiterer Kritikpunkt gilt der sokratischen Gesprächsführung an sich. Diese dauert lange, da es Zeit braucht, den Patienten auf die «richtigen» Antworten zu bringen. Es erfordert ein sich wiederholendes Nachfragen, Konfrontieren mit Widersprüchen und dysfunktionalen Gedanken und ein Zusammenfassen des Gesagten. Diese Gesprächstechnik braucht Zeit und oftmals auch mehrere Sitzungen. Genau der Zeitdruck ist jedoch eines der grössten Probleme der Ärzte, wie in Kapitel (2.2.1) beschrieben wurde, weshalb trotz aller Vorteile der sokratischen Gesprächsführung in Frage gestellt werden kann, wie oft sie im Alltag wirklich zur Anwendung kommt.

4.2 Handlungsempfehlungen für eine gelingende Arzt-Patienten-Kommunikation

Die folgenden Handlungsempfehlungen sollen Ärzten, Therapeuten und Beratern nützliche Alltagshilfen sein und Vorgesetzte und Klinikleiter daran erinnern, wie wichtig Kommunikation trotz hektischem Alltag ist.

Die erste Handlungsempfehlung betrifft die Zeit. Zeitmangel und dadurch entstehender Druck auf den Arzt sollten für den Patienten nicht ersichtlich sein. Wenn der Patient das Gefühl hat, als eine Art Pflichtprogramm «erledigt» zu werden, fühlt er sich nicht ernst genommen und es ist schwierig ein auf Vertrauen basiertes Gespräch aufzubauen. Es kann auch sein, dass der Patient seine Ausführungen zu kurz hält, weil er das Gefühl hat, der Arzt habe eigentlich gar keine Zeit für ausführlichere Informationen. Dies wiederum kann fatal für den weiteren Verlauf der Behandlung sein. Für Ärzte, gleichermassen für Therapeuten und Berater, gilt daher sich vor dem Gespräch kurz Zeit zu nehmen, sich in die Patientenakte einzulesen, einen Moment durchzuatmen, sich zu sammeln und dann mit einer ruhigen Gestik, Mimik und Sprachtonalität auf den Patienten zu zugehen. Diese Ruhe, die der Arzt ausstrahlt, überträgt sich auf den Patienten. Auch der Warteraum und der Gesprächsraum selbst sollten so gestaltet werden, dass sich der Patient möglichst wohlfühlt. Eine hektische Atmosphäre überträgt sich auf den Patienten, was keine gute Basis für ein Gespräch ist. Hier sollte darauf geachtet werden, dass beispielsweise Notfälle auf anderem Weg den Arzt erreichen und die Wartenden diese folglich nicht mitbekommen. Leise Hintergrundmusik, Tageslicht und Pflanzen tragen zu einer angenehmen Atmosphäre bei und Zeitschriften können eine willkommene Ablenkung während des Wartens sein.

Eine weitere Handlungsempfehlung betrifft die Aus- und Weiterbildung der Ärzte. Natürlich steht an erster Stelle die medizinische Kompetenz. Diese ist allerdings nicht viel wert, wenn der Arzt nicht kommunizieren kann. Es ist daher elementar, dass Ärzte eine gute Kommunikationsausbildung erhalten, regelmässige Weiterbildungen oder Workshops über Kommunikation besuchen können. Sie fühlen sich danach kompetenter und selbstbewusster und führen Gespräche empathischer (Bonvicini, Perlin, Bylund, Caroll, Rouse & Goldstein, 2009, S. 4).

und sich auch immer wieder selbst hinterfragen, ob sie genügend und die richtigen Fragen gestellt haben im letzten Arzt-Patienten-Gespräch. Gerade für junge Ärzte ist das sogenannte Lernen am Modell eine wichtige Grundlage, um sich selbst die notwendigen Fähigkeiten anzueignen für zuweilen herausfordernde Gespräche mit Patienten. So sollten Assistenzärzte ihre Oberärzte dabei begleiten dürfen, wie diese Patientengespräche führen, um davon lernen zu können und eigene Fähigkeiten zu entwickeln.

Auch die sokratische Gesprächsführung als solche ist eine Handlungsempfehlung. Denn sie zielt ja darauf ab, den Patienten zum Nachdenken und dadurch zu eigenverantwortlichem Denken und Handeln anzuregen. Somit profitiert das ganze Gesundheitswesen von Ärzten, die diese Gesprächsführung anwenden, weil sie dazu führt, dass es mehr Patienten gibt, die den Empfehlungen der Ärzte mit eigener Überzeugung folgen.

Speziell für die Kommunikation mit Jugendlichen gilt, dass man sie ausreden lässt, ihre Ängste und Sorgen abhört, dass man sie als Erwachsene und eigenständige Persönlichkeiten behandelt, ohne zu vergessen, dass sie sich erst an der Schwelle zum Erwachsensein befinden und sich im Widerspruch zur äusserlichen Erscheinung psychosozial eher noch im Kindesalter befinden können. Diese Gratwanderung zwischen Erwachsen- und Kind-Sein einerseits und emotionaler und körperlicher Unsicherheit andererseits gilt es zu meistern, um ein Vertrauensverhältnis aufzubauen.

Sich diese Handlungsempfehlungen im Praxis-Alltag immer wieder ins Gedächtnis zu rufen, hilft gelingende Arzt-Patienten-Gespräche zu führen und sich selbst stetig weiter zu verbessern.

5 Zusammenfassung, Ausblick, Fazit

Zusammenfassend lässt sich sagen, dass Kommunikation mit Jugendlichen einige Grundlagen in Kommunikationstheorie benötigt, vor allem aber ganz viel Empathie und Fingerspitzengefühl. Die Kombination aus Kenntnissen der sokratischen Gesprächsführung und dem Auftreten und Verhalten des Arztes bieten die Basis für ein vertrauensvolles Gespräch. Aus diesem lassen sich alle relevanten Informationen gewinnen, so dass der Patient die bestmögliche Behandlung erhält, umgekehrt aber auch bereit ist, die Anweisungen des Arztes zu befolgen. Der jugendliche Patient ist eher compliant, wenn er die Erkenntnisse internal attribuiert, also sich selbst zuschreibt, als wenn er sie von einer Autoritätsperson wie einem Arzt «von oben» verordnet bekommt.

Als Konsequenz aus den Fallbeispielen zeigt sich, dass es sich lohnt, sich Zeit zu nehmen, genau hinzuschauen und hinzuhören und die Jugendlichen (aus)reden zu lassen. So erfährt man viel und kann mit den richtigen Fragen gemäss sokratischer Gesprächsführung die Jugendlichen eigene Erkenntnisse gewinnen lassen, was deren Selbstwirksamkeit stärkt und somit ein Schutzfaktor bildet für gesundheitsschädigendes Verhalten. Dies führt langfristig zu einer Entlastung des Gesundheitssystems.

Wünschenswert wäre folglich ein Einhergehen von technischem Fortschritt, nötigen wirtschaftlichen Faktoren und dem Bewusstsein für die Wichtigkeit des Arzt-Patienten-Gesprächs. Nebst dem Bewusstsein braucht es dann von jedem einzelnen die Fähigkeit für gelingende Kommunikation und als Rahmenbedingung gute äussere Bedingungen wie genügend Zeit und eine stressfreie Atmosphäre.

Quellenverzeichnis

Bonvicini, K. A., Perlin, M. J., Bylund, C. L., Carroll, G., Rouse, R. A., & Goldstein, M. G. (2009). Impact of communication training on physician expression of empathy in patient encounters. Patient Educ Couns, 75(1), 3-10.

Fritzsche K., Wirsching M. (2020). Psychosomatisch-psychotherapeutische Versorgung in der Praxis. In: Fritzsche K., Wirsching M. (eds) Basiswissen Psychosomatische Medizin und Psychotherapie. Heidelberg: Springer. doi.org/10.1007/978-3-662-61425-9_6

Gesundheitsförderung Schweiz (2013). Entwicklungspsychologische Aspekte. Zugriff am 03.12.2021, verfügbar unter https://www.bgm-ag.ch/files/public/literatur/pdf/entwicklungspsychologische-aspekte.pdf

Meingassner, S. & Stummer, A. (2008). Psychologische Strategien in der Behandlung der Tabakabhängigkeit, in: Psychologie in Österreich, Heft Nr. 3 & 4, S. 326-334.

Nier, H. (2017). So lang dauert ein Arztbesuch weltweit. Zugriff am 20.01.2022, verfügbar unter https://de.statista.com/infografik/12220/durchschnittliche-dauer-einer-aerztlichen-untersuchung-weltweit/

Röhner, J. & Schütz, A. (2020). Psychologie der Kommunikation (3. Aufl.). Wiesbaden: Springer. doi:10.1007/978-3-662-61338-2

Rogers, C. R. (1991). Die klientenzentrierte Gesprächspsychotherapie. Client-Centered Therapy. Frankfurt: Fischer Taschenbuch.

Schmitt-Sausen, N. (2019). Arzt-Patienten-Kommunikation: Gesprächen Struktur geben. Zugriff am 07.07.2021, verfügbar unter https://aerztezeitung.at/2019/oaz-artikel/medizin/arzt-patienten-kommunikation-gespraeche-struktur/

Schulz von Thun, F. (2021). Das Kommunikationsquadrat. Zugriff am 03.12.2021, verfügbar unter https://www.schulz-von-thun.de/die-modelle/das-kommunikationsquadrat

Schumacher, B. (2020). Fünf Massnahmen für eine gute Arzt-Patienten-Beziehung. MMW – Fortschritte der Medizin 162, S. 8. Doi:10.1007/s15006-020-0129-0

Wittke, G., Kamal, J., Aghoutane, A. (2014). Gesundheitskommunikation & -Förderung. Studienbrief Nr. 1128-01 (1. Aufl.). Riedlingen: SRH Fernhochschule.

Watzlawick, P., Beavin J.H. & Jackson D.D. (2017). Menschliche Kommunikation. Formen, Störungen, Paradoxien (13. Aufl.). Bern: Verlag Hans Huber.

Wisniewski, R., Niehaus, M. (2016). Management by Sokrates. Berlin: Roger Wisniewski.

Zulman, D.M., Haverfield, M.C., Shaw, J.G., Brown-Johnson, C.G., Schwartz, R., Tierney, A.A. et al. (2020). Practices to Foster Physician Presence and Connection With Patients in the Clinical Encounter. Jama. Doi:10.1001/jama.2019.19003

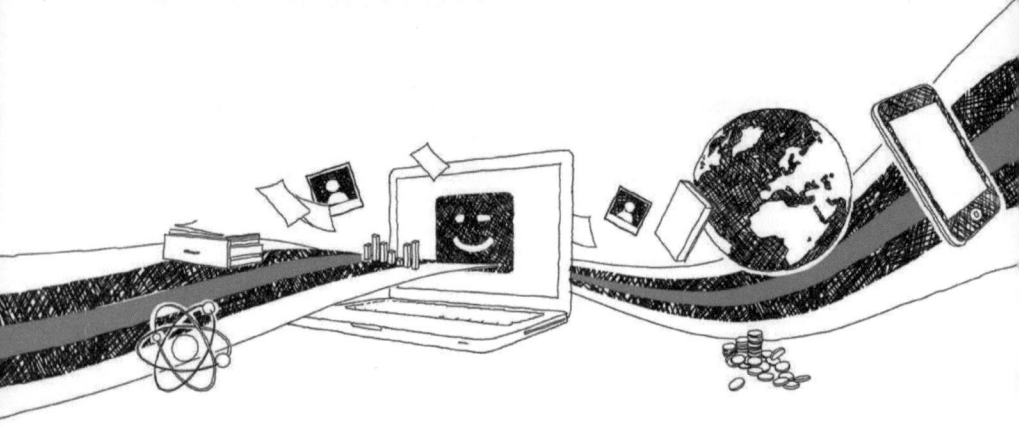
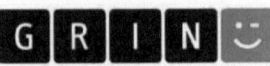